RÉVEIL
ÉLECTRO-LÉTHARGIQUE

APPAREILS DE

MM. V. DELAY & H. DE BAERE

INGÉNIEURS CIVILS

BREVETÉS EN FRANCE ET A L'ÉTRANGER

AUTORISÉS DANS LES CIMETIÈRES DE LA VILLE DE LYON

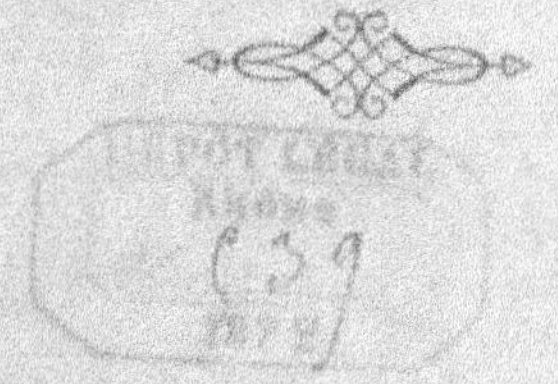

LYON
PAPETERIE STEINBERG
Rue Bourbon, 11
1872

RÉVEIL

ÉLECTRO-LÉTHARGIQUE

Appareils de MM. DELAY et H. DE BAERE

Ingénieurs civils, brevetés en France et à l'étranger

AUTORISÉS DANS LES CIMETIÈRES DE LA VILLE DE LYON

Une des grandes questions qui préoccupent depuis quelque temps les intelligences de premier ordre, les savants et les législateurs principalement, est celle *Des moyens propres à indiquer le réveil des êtres qu'une inhumation prématurée aurait fait enterrer en état de léthargie.*

A plusieurs reprises, les premiers corps de l'État ont sollicité du Gouvernement des mesures efficaces pour obvier à ces méprises irréparables.

Plusieurs primes ont été offertes en médecine pour arriver à ce but éminemment philanthropique, mais le peu de procédés soumis ont été considérés comme insuffisants.

Les moyens médicaux étant douteux, c'était aux moyens physiques à apporter le remède; car il est triste pour l'humanité de penser que des hommes peuvent livrer sans secours leurs semblables à toutes les horreurs de l'inhumation prématurée.

L'imagination même est épouvantée lorsque l'on songe que l'on peut posséder toute son intelligence, une sensibilité exquise, avoir parfaitement la conscience de soi-même et de son état, et présenter tous les phénomènes de la mort, de manière à tromper l'œil le plus exercé, sans qu'il soit possible de manifester le moindre signe de vie.

Parmi les ressuscités de la mort apparente, plusieurs ont raconté ce qu'ils éprouvaient. Ils assurent avoir entendu les discours que l'on tenait à côté d'eux, tandis qu'ils sentaient leurs membres liés et entièrement immobiles.

Nous citerons ici un témoignage irrécusable, c'est un passage du discours prononcé par S. E. le cardinal Donnet, archevêque de Bordeaux, dans la séance du 27 février 1866, au Sénat :

« En 1826, un jeune prêtre, étant en chaire, tomba subite-
« ment, et fut déclaré mort par le médecin qui l'examina.

« Il entendit le glas funèbre, le *De profundis* récité auprès de
« son lit et tous les préparatifs de son enterrement, sans pouvoir
« remuer ni proférer un seul mot. Un hasard providentiel le fit
« sortir à temps de son engourdissement. Aujourd'hui devenu le
« cardinal Donnet, il vient demander aux dépositaires du pou-
« voir, non-seulement de veiller à ce que les prescriptions léga-
« les soient strictement observées, mais à en formuler de nou-
« velles pour prévenir d'irréparables malheurs ? »

Des faits très-nombreux, entourés de toutes les preuves de l'authenticité, démontrent que de prétendus morts se sont retournés dans leurs cercueils, qu'ils se sont levés de leurs sépulcres ; que d'autres ont été trouvés loin de leurs bières, ayant expiré sur les degrés de leur caveau funéraire.

Quelques-uns, après être parvenus à déchirer leurs linceuls, se sont dévoré les membres. Chose affreuse ! chez les anciens où l'on brûlait les morts, plusieurs revinrent à la vie sur le bûcher funéraire, tels que Acilius, Aviola et les préteurs Tubéron et Lamia, à Rome.

A la fin d'octobre 1808, le sieur Deschamps, de la *Guillotière*, près Lyon, mourut, et ses funérailles n'ayant pu avoir lieu au bout de vingt-quatre heures, furent remises au surlendemain. Ce jour-là les assistants, frappés d'effroi, virent le corps se dresser dans son suaire et demander à manger.

Voici un autre fait rapporté par le docteur Josat :

« Le 24 février 1848, trois cadavres (dont l'un était celui de
« l'infortuné Jolivet, membre de la Chambre des députés), se
« trouvaient sur le passage du roi quand il allait monter dans la
« voiture qui l'attendait place de la Concorde. Quelques gardes
« nationaux (l'un était M. Vaillant, frère du général, c'est de lui
« que nous tenons ce récit), par égard pour une grande infor-
« tune, s'empressèrent de les dérober à la vue du roi, en les en-

« fouissant dans un monceau de sable qui était près de la grille
« du jardin des Tuileries. Plusieurs heures après, quelques per-
« sonnes qui cherchaient le corps du député Jolivet, retirèrent
« les trois corps gisant sous une couche de sable de 30 centimè-
« tres d'épaisseur. L'un de ces infortunés vivait encore et donna
« signe de vie pendant quelques heures offrant jusqu'à la fin la
« plupart des signes de la mort consommée. »

Péclin raconte l'histoire d'un jardinier qui resta dans l'eau, sous la glace pendant seize heures, et qu'on parvint à ramener à la vie.

Perrégaud, mendiant de profession, fut trouvé mort-ivre, en novembre 1843, sur la route de Nantes à Vannes, près de Sou-trou. Le lendemain, au moment où on allait l'ensevelir, il s'agite, questionne ceux qui l'entourent, se lève et s'enfuit à toutes jambes. (*Gazette des tribunaux* du 15 novembre 1843).

Lusitanus dit :

« Je puis certifier de bonne foi un événement surprenant dont
« j'ai été témoin. Un pêcheur frappé d'apoplexie depuis vingt
« heures, ayant tout le corps froid, fut enveloppé et cousu dans
« un suaire, et laissé par terre jusqu'au temps de l'enterrement.
« Pendant qu'on le portait en terre, on trouva le suaire mouillé
« et plein d'écume à la partie qui touchait la bouche. Pendant
« qu'on découvrait le corps, le hasard voulut que je passasse
« avec deux de mes confrères en allant à une consultation. On
« nous appelle à grands cris pour juger de la vie de cet homme.
« Nous lui prîmes le bras et trouvâmes que le pouls battait au
« poignet. Il fut rapporté chez lui, où par le secours des moyens
« révulsifs, il commença à revenir un peu à lui, et il fut guéri en
« peu de jours. »

M. le professeur François, de l'Académie de médecine de Bel-gique, cite dans la *Presse médicale belge* un cas de mort appa-rente, simulé par un accès de fièvre intermittente pernicieuse, bien rare et bien curieux, qui apporte avec lui son enseignement dans la question des morts apparentes et des signes certains de la mort.

« En 1822, dit-il, au plus fort de l'épidémie des fièvres inter-
« mittentes de toutes natures qui régnaient dans la ville de Mons,
« je fus appelé près d'une dame Lemoine, âgée de 40 ans, atteinte
« d'un premier accès de fièvre, mais peu prononcée et sans ca-
« ractère particulier, qui se dissipa promptement. Deux jours

« après, on vint me chercher en toute hâte, en me disant que ma
« malade était peut-être morte. Elle avait été prise d'un nouvel
« accès, deux heures plus tôt que celui de l'avant-veille, elle
« avait eu quelques frissons, quelques bâillements et avait perdu
« connaissance presque sur-le-champ.

« A mon arrivée, madame Lemoine était sans pouls, quelle
« que fût l'artère que j'explorasse, les yeux étaient fermés, les
« pupilles immobiles lorsqu'on écartait les paupières et qu'on ap-
« prochait de la lumière, les lèvres et toute la surface du corps
« étaient pâles ; la peau était froide, sèche ; la respiration était
« suspendue, du moins une glace approchée de la bouche ne fut
« pas ternie, la flamme d'une bougie ne fut pas agitée ; l'oreille,
« appliquée sur la région du cœur, ne put me faire saisir le moin-
« dre mouvement, le moindre bruit. L'alcali volatil placé sous le
« nez ou employé en frictions, les sinapismes les plus énergiques,
« l'ail pilé, rien ne put faire soupçonner qu'il restait un signe de
« vie dans ce corps glacé. Voulant pousser les épreuves jus-
« qu'aux dernières limites, j'appliquai une de ces larges plaques
« de fer, vulgairement nommées pelles à feu, chauffée jusqu'au
« rouge cerise, sur la partie interne des deux jambes, mais avec
« aussi peu de succès... J'interrogeais à tous moments les mou-
« vements de la respiration et les bruits du cœur, afin de m'as-
« surer s'il ne s'éveillait pas... Mais non, toujours même silence.
« Enfin, au bout de quatre heures, M. François découvrit sur le
« front de la patiente quelques gouttelettes de rosée. On conti-
« nua ces moyens excitants, et peu à peu la vie revint. Un
« nouvel accès eut lieu le surlendemain, mais ce fut le dernier
« et cette dame vécut encore plus de trente ans. »

Après une attaque d'hystérie des plus violentes, milady Rous-
sel tomba dans un état de mort apparente : son mari, qui en
était fort épris, menaça de tuer quiconque toucherait à sa femme,
et s'en institua le vigilant gardien pendant huit jours consé-
cutifs. Le bruit des cloches termina cet accès le neuvième jour ;
la malade se leva en disant : « Voilà le dernier coup de la prière,
allons, il faut partir. » (*Journal des Savants*, 1846).

En décembre 1842, un habitant de la commune d'Eymet (Dor-
dogne) ayant pris par ignorance une trop grande quantité d'o-
pium, fut empoisonné. Deux saignées pratiquées sur lui ne don-
nèrent que quelques gouttes de sang épais et noir. On le crut mort,
et il fut enterré. L'exhumation faite quelques jours après prouva

que le malheureux avait été enterré vivant ; le sang avait baigné tout son cercueil, et il fut trouvé les traits horriblement convulsionnés et les membres crispés.

Nous lisons le fait suivant dans la biographie du marquis de Commandère Saint-Genier :

« Je mourus, ou du moins on me mit dans la bière, on me des« cendit dans une fosse, et trente-deux hommes chargeaient leurs
« armes pour me rendre les derniers honneurs, quand tout à
« coup je fis un certain bruit dans mon cercueil. On me remonta
« pour voir quelle observation je pouvais présenter ; j'en avais
« de fort importantes, je vous le jure. Je n'étais qu'en léthargie.
« On me débarrassa de mon linceul. C'est alors qu'Alexandrine,
« une jeune négresse qui m'était affectionnée, me mit dans la
« bouche je ne sais quelle herbe des nègres. J'ouvris de grands
« yeux, je me levai sur mon séant, et ma première parole fut de
« demander un réconfortant. Deux jours après, je faisais parader
« ma compagnie sur la grande place du Cap. »

J. Fontenelle rapporte qu'une dame, à la suite d'un accès de catalepsie, resta sans pouls et sans respiration. Ne pouvant lui tirer du sang en lui ouvrant la veine, on la crut morte et l'on fit les apprêts de son enterrement. Cependant, soupçonnant que tout espoir n'était pas éteint, on tenta divers moyens de rappel à la vie ; les stimulants réussirent parfaitement. Lorsqu'elle fut complètement rétablie, elle déclara qu'elle avait vu tous les apprêts qu'on avait fait pour l'ensevelir, et qu'elle se trouvait dans une anxiété inexprimable, qu'elle ne pouvait absolument faire connaître par aucun moyen. Elle comparait sa situation à celle où l'on se trouve dans certains songes quand on ne peut ni parler, ni marcher. (Deschamps).

L'histoire des résurrections, dans la mort apparente, se compose de faits authentiques tellement nombreux, qu'il faudrait plusieurs volumes pour les renfermer.

Il est, en effet bien prouvé que l'on peut entendre les sanglots déchirants des parents qui vous pleurent, des amis qui vous sont chers, le glas de l'airain qui annonce votre mort, le chant funèbre de l'église qui vous accompagne à votre dernière demeure, les pelletées de terre qui bruissent sur les planches du cercueil, sans pouvoir s'écrier : Je suis vivant, je suis plein de vie, et vous me faites descendre dans la sombre demeure des morts !

Voilà cependant ce qui arrive, et ce qui a lieu tous les jours.

A chaque instant, dans des termes navrants et épouvantables, les journaux ne nous apprennent-ils pas que telle localité a eu son léthargique, que dans telle autre on a trouvé un cadavre dans une position crispée, les membres à demi rongés, etc.

Il y a donc urgence de remédier à un état de choses aussi déplorable, afin de préserver de cette mort affreuse une foule de malheureux.

Peut-on savoir le nombre de personnes enterrées en léthargie? Les calculs, les données les plus probables, nous affirment de 40 à 50 par an en France.

La terre seule pourrait nous révéler ce triste mystère!

La léthargie existe, tout le monde le sait, la médecine l'a maintes fois constatée; voici d'ailleurs le résultat de ses observations :

« Dans un assez grand nombre de maladies, on observe un
« assoupissement plus ou moins prononcé qui a reçu le nom
« d'État Soporeux et qui peut offrir tous les *degrés possibles*.

« La simple somnolence, appelée aussi *Sopor*, est le premier
« de ces degrés, c'est un état intermédiaire entre le sommeil et
« la veille, — mais qui est pénible et insurmontable.

« Le *Coma*, que l'on désigne aussi sous le nom de *Cataphora*,
« est un assoupissement plus profond, un sommeil lourd et pe-
« sant, dans lequel tombe le malade dès qu'il cesse d'être excité,
« c'est ordinairement le symptôme d'une congestion sanguine,
« ou d'un épanchement dans l'intérieur du crâne.

« On en distingue deux variétés.

« Dans l'une, appelée *Coma Vigil*, le sommeil est accompagné
« de rêvasseries, de demi-délire. Le malade a les yeux fermés,
« mais il les ouvre quand on l'appelle et les referme aussitôt ; il
« parle seul et change fréquemment de position.

« Dans l'autre forme, dite *Coma Somnolentum*, le malade est
« profondément assoupi, mais il reste immobile et l'on ne re-
« marque point de signes d'agitation. On peut le réveiller, mais
« il tombe aussitôt dans son état *comateux*; après avoir à peine
« ouvert les yeux et dit quelques mots.

« Le troisième degré de l'*État Soporeux* est la *Léthargie*.

« Ici le sommeil est plus profond et continuel ; on a la plus
« grande peine à en tirer le malade, et quand on l'a réveillé ses

« idées sont sans suite, ses réponses incohérentes, et il retombe
« dans son état habituel.

« *L'État Soporeux*, porté au plus haut degré, prend le nom de
« *Carus*.

« *Il est caractérisé par une insensibilité complète à l'action*
« *des stimulants les plus énergiques.*

« *On observe dans le Carus l'absence des battements du cœur*
« *et une rigidité cadavérique.* »

D'après cette définition il n'y a pas à s'y tromper, le mot vul-
gaire de Léthargie ou mort apparente prend en médecine le nom
de *Carus*.

Malgré cela, pour l'intelligence du lecteur et pour la clarté de
notre travail, nous ne nous servirons que du mot *Léthargie*.

La mort se constate par trois signes :

1° L'absence des battements du cœur ;

2° La rigidité cadavérique,

3° La putréfaction.

Les deux premiers cas s'observent dans la léthargie ; et voici
ce que dit M. J. Rambosson :

« Les auteurs qui ont étudié les signes caractéristiques de la
« mort ont tous reconnu que l'aspect cadavéreux de la face, le
« refroidissement et la lividité de la peau, la flexibilité des doigts,
« l'insensibilité aux brûlures et aux incisions, l'obscurcissement
« et l'effacement des yeux, l'absence de la respiration et de la
« vapeur sortant de la bouche, l'absence des battements du cœur
« et la rigidité des membres, etc., ne suffisent pas pour établir la
« réalité du décès, puisque, d'une part, quelques-uns de ces
« signes ne se rencontrent pas toujours sur le cadavre, et que,
« d'un autre côté, on a pu les observer chez des individus que
« l'on est parvenu à rappeler à la vie. »

Reste la putréfaction.

M. J. Rambosson continue :

« La *putréfaction* et la *coloration verte du ventre* qui y est né-
« cessairement liée, qui en est constamment le phénomène avant-
« coureur, sont les seuls signes naturels regardés par les hom-
« mes compétents comme absolument certains de la mort réelle.

« Aucune révolution physique, aucune maladie, surtout dans
« celles qui produisent les morts apparentes, ne colorent jamais
« uniformément les téguments du ventre en vert. »

Mais est-il admissible un seul instant que dans le délai légal de

24 heures tous les corps, sans exception, tombent en putréfaction ?

Non, car dans certains cas, il y a des cadavres qui se décomposent promptement ; chez ceux-là la mort n'est pas douteuse.

Mais il en est d'autres qui se conservent très-bien et qui n'ont de la mort que l'apparence.

Pour cela faut-il donc conclure que la mort est réelle ?

Rien ne le prouve, car pour la léthargie la science médicale n'est pas encore parvenue à la reconnaître.

M. le docteur Josat, dans son remarquable travail : *De la mort et de ses caractères*, dit formellement à propos des différents procédés soumis : « Le problème n'est nulle part parfaitement résolu. »

« En vérité, ajoute M. le docteur Josat, quand je pense, d'un « côté, à l'*incertitude de la plupart des signes de la mort*, à la « difficulté qu'on éprouve si souvent à les reconnaître, à l'influence « de l'habitude sur les hommes les plus capables et les plus cons- « ciencieux ; de l'autre côté, *au nombre si considérable des cas* « *où la mort, reste apparente accidentellement*, ou même natu- « rellement, pendant 12, 20 et 30 heures, l'effroi me gagne mal- « gré moi en écrivant ces lignes. Je me représente tous les infor- « tunés qui peuvent être ensevelis vivants. »

Depuis longtemps déjà, un grand nombre de personnages, remarquables par leur science et leur position, persuadés que la putréfaction et la coloration verte du ventre étaient les seuls signes certains de la mort, ont proposé de transporter les cadavres dans une maison mortuaire isolée, pour permettre à ces signes de se manifester.

Mais la commission nommée par l'Académie dit dans son rapport à ce sujet :

« Créer aujourd'hui en France des maisons mortuaires, pour « y laisser séjourner tous les corps jusqu'à la putréfaction, ce « serait non-seulement s'engager dans une dépense inutile , et « qu'un grand nombre de villes et de communes ne pourraient « supporter, mais ce serait ne tenir aucun compte de la santé « générale qui pourrait en être atteinte, et des survivants qui « en seraient trop incommodés. »

On voit que la question des inhumations précipitées et des moyens d'y remédier préoccupe depuis longtemps les esprits, et qu'elle réclamait une prompte solution.

Aussi sommes-nous persuadés que notre appareil, le *Réveil électro-léthargique*, sera reçu avec empressement par les familles et les particuliers.

Après de longs travaux et des études sérieuses, nous sommes parvenus à vaincre les difficiles questions d'exactitude et de salubrité publique, et aussi d'obtenir des appareils dont l'emploi fut assez simple pour que l'application puisse s'en faire même dans les villages les plus isolés. Et par-dessus tout, pour ne pas enlever à notre invention son caractère philanthropique, il fallait arriver à un bon marché tel, que tous les membres de la grande famille humaine puissent se le procurer.

Le *Réveil électro-léthargique* a pour agent principal l'électricité.

Après les expériences nombreuses auxquelles il a été soumis en présence d'une commission spéciale nommée par l'administration supérieure ; après examen et adhésion du conseil d'hygiène et de salubrité, et enfin après rapport favorable d'une commission d'ingénieurs, l'application en a été autorisée dans les cimetières de la ville de Lyon.

Voici du reste l'explication succincte de son application.

Tous les mouvements mécaniques du *Réveil électro-léthargique* sont simples, sûrs, faciles, et au moindre signe de vie, l'appareil placé à l'intérieur met en mouvement celui de l'extérieur, sans pour cela demander de la force à celui qui se réveille.

Au premier mouvement vital de la personne enterrée une soupape s'ouvre, l'air pénètre dans la bière ; une sonnerie électrique avertit le gardien du cimetière, et un tableau indicateur désigne le lieu précis où se trouvent la galerie et la fosse vers lesquelles on doit porter secours.

En cas de mort réelle, il n'y a aucune communication entre le cadavre et l'atmosphère, donc pas d'émanations putrides de nature à infecter toute une cité.

Tout l'appareil consiste dans un petit monument portatif que l'on peut laisser huit ou dix jours sur la tombe ; si au bout de ce temps rien n'a bougé, il est évident que la personne est bien morte, alors l'appareil s'enlève pour faire place au monument de famille.

Que l'on se représente fig. 1, une ou plusieurs tombes, quatre pieds sous terre le cercueil O, la personne couchée X, à son poignet Y, est attaché, comme à la fig. 2, un cordon Z ; ce cordon, suspendu en deuxième repos à un ressort à boudin D, n'est pas tendu, afin de permettre certains roulis du cadavre.

L'autre extrémité de ce cordon est attaché au crochet R fig. 3, retenant le contact T en communication avec le fil P, le tout fermé dans une boîte A.

Tant que le crochet R n'est pas tiré, le circuit électrique n'est pas fermé, mais dès que le cordon Z le tire, par l'effet d'un ressort, le contact T touche l'autre contact U.

Le courant passant indique extérieurement la vie comme nous allons l'expliquer.

On voit que par un mouvement naturel à tout être qui se trouve dans un lieu inconnu privé de la lumière (porter la main à la tête, tâtonner autour de soi), le léthargique peut sans effort et avant de s'être reconnu lui-même être secouru.

Au moment où le circuit électrique est fermé par le mouvement du léthargique indiqué plus haut, l'électricité détend un petit ressort qui ouvre un courant d'air, destiné à secourir celui qui revient à la vie. Ce couvercle vient se placer devant la lunette E d'un petit monument portatif fig. 4, comme les numéros indicateurs d'une sonnerie d'appartement.

La fig. 5 montre ce même monument en coupe : B est le tube d'air, J est le couvercle qui prend la position pointée par le déclic qui lui est donné par l'armature L de l'électro-aimant M par un jeu de levier N.

P est le fil de cuivre passant dans l'intérieur du tube B pour aller rejoindre la grande ligne, en passant au-dessus du monument dans un petit tube B, le garantissant de toute action malveillante.

Au même instant une forte sonnerie électrique C se met en mouvement dans la chambre du gardien fig. 6 et le tableau contrôleur G indique :

1° Par le cadran F, l'endroit où le signal a été donné;

2° Par le cadran H, l'heure à laquelle ce signal est donné. Ce cadran est divisé en 24 heures, dont 12 heures pour le jour et 12 pour la nuit; de façon que, si un gardien négligent voulait cacher sa faute, il ne le peut pas;

3° Par le cadran I, le temps écoulé depuis le signal au moment du secours ;

4° Par le galvanomètre K, on vérifie le courant; de plus, par un bouton Q, le gardien vérifie le mouvement général.

— 13 —

Toutes ces pièces sont renfermées dans une vitrine et ne peuvent être remises au point de départ que par un inspecteur.

La fig. 7 représente l'emboîtement du tube d'air; la pièce V est la seule qui reste dans la terre, ainsi que le contact A fig. 2.

Les conclusions et les résultats obtenus sont donc ceux-ci :

1° Qu'au moindre mouvement le léthargique peut, sans effort, se faire entendre, même à plusieurs centaines de mètres, car la force nécessaire à tous les mouvements est empruntée à l'électricité;

2° *Que toute question de putréfaction est écartée, car la personne enterrée n'est en communication avec l'air extérieur qu'au moment où les fonctions vitales reviennent, et toute personne enterrée réellement morte, n'ayant pu par conséquent établir la communication, se trouve et reste dans les mêmes conditions de salubrité établie dans nos cimetières ;*

3° La question de bon marché est résolue, puisqu'il n'y a que location d'appareil et perte de quelques mètres de fils de cuivre.

Nous croyons donc avoir atteint le but, et nous serons heureux si nous pouvons dire que nous avons été utiles à l'humanité.

V. DELAY et H. DE BAERE.

Imp. JEVAIN & BOURGEON, rue Mercière, 92, Lyon.

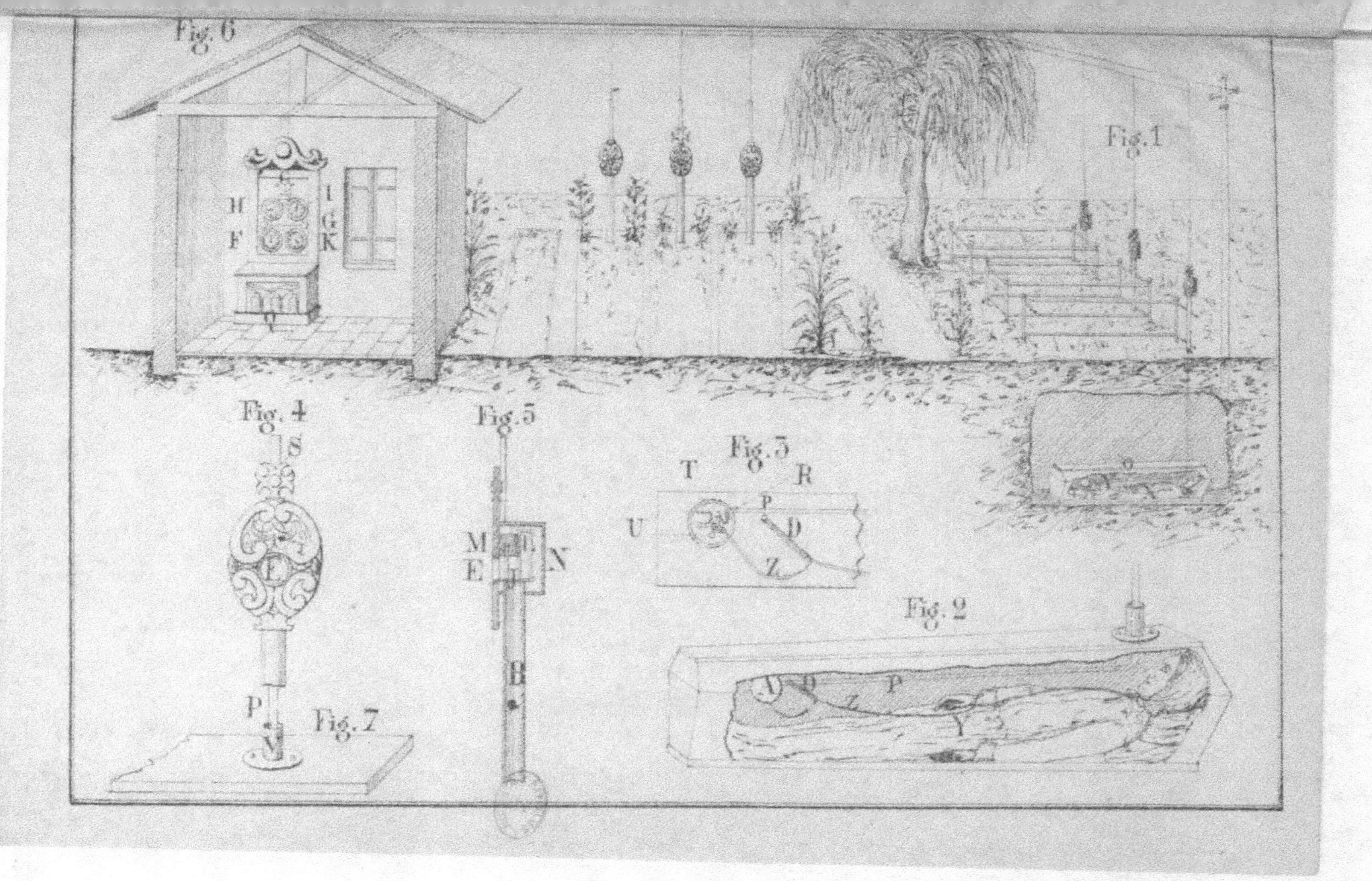

Fig. 6
Fig. 1
H
F
I
K
Fig. 4
Fig. 5
Fig. 3
T
U
R
P
D
Z
M
E
N
B
Fig. 2
Fig. 7
P
S
P